DISCOURS

D'INSTALLATION.

DISCOURS

D'INSTALLATION

PRONONCÉ EN SEANCE PUBLIQUE

LE 30 DÉCEMBRE 1854

(SUR LA NATURE DES AGENTS CONTAGIEUX DES MALADIES DE LA PEAU)

Par **M. J. ROLLET**

CHIRURGIEN EN CHEF DE L'ANTIQUAILLE.

LYON.

IMPRIMERIE D'AIMÉ VINGTRINIER,

QUAI SAINT-ANTOINE, 36.

1855.

MESSIEURS,

En venant recevoir des mains de l'Administration les fonctions honorables que mon prédécesseur a si dignement remplies, et que d'autres avaient déjà illustrées ; en recueillant à mon tour ce dépôt de nobles traditions qui est désormais l'apanage du majorat de l'Antiquaille ; je comprends mieux que jamais toute l'étendue de mes nouveaux devoirs, mais je vois aussi que les encouragements et les appuis ne me feront pas défaut.

La solennité donnée à cette séance où, près des hommes généreux et dévoués à qui la haute estime de leurs concitoyens a confié le patrimoine des pauvres, je vois les chirurgiens les plus éminents de notre cité, mes maîtres et mes devanciers dans les hôpitaux ; ce concours nombreux de médecins, d'élèves studieux et d'hommes de science ; tout témoigne ici de l'assistance bienveillante que je suis sûr de trouver auprès de l'Administration, comme auprès de mes collègues et de mes confrères.

Aussi, Messieurs, j'aurais voulu pouvoir vous exprimer librement toute ma reconnaissance pour le bon accueil que je reçois de vous en entrant plein de confiance et de zèle dans ma nouvelle carrière. Mais, comme vient encore de nous le rappeler mon honorable prédécesseur, en nous exposant le compte rendu de ses travaux pendant la durée de son exercice ; vous savez que dans cet asile de la douleur, toutes les heures ont le même emploi, et que celle qui n'est point passée à secourir les malades, c'est encore à parler de leurs maux qu'elle doit être consacrée.

Toutefois, ce n'est pas un compte-rendu que vous attendez de moi aujourd'hui. Le service hospitalier qui m'est confié date de trop peu de temps pour avoir pu me fournir des matériaux dignes de fixer votre attention.

Je viens vous entretenir des agents contagieux des maladies de la peau, c'est-à-dire de cette grande question de la contagion qu'on rencontre sous les formes les plus variées à l'Antiquaille, et qui domine toute la pathologie syphilitique et cutanée.

En abordant un pareil sujet et forcé de le renfermer dans les limites d'un discours, je ne me suis pas dissimulé les difficultés qui m'attendaient, et j'ai dû compter sur votre indulgence. J'ai même renoncé à l'envisager sous certaines faces que j'aurais aimé à faire passer sous vos yeux.

J'aurais pu, par exemple, avec plus d'espace, étudier la contagion au point de vue de l'hygiène publique; vous montrer quelle était la condition des lépreux chez le peuple juif et au moyen-âge, celle des syphilitiques au XVe siècle, alors que les législateurs crurent devoir intervenir et sé- questrer les malades pour garantir la société.

Cette excursion dans le domaine de l'histoire aurait eu sans doute plus d'attrait pour vous que celle que nous allons faire sur un terrain tout semé d'abstractions. Moi-même j'y aurais trouvé une occasion toute naturelle, en comparant nos mesures sanitaires actuelles avec les lois rigoureuses d'autrefois, nos hôpitaux spéciaux avec les anciennes léproseries, de rappeler les améliorations successives introduites à l'Antiquaille, et celles que nous prépare pour un avenir prochain cette Administration éclairée que j'aurais pu ainsi louer comme elle doit l'être, c'est-à-dire par ses œuvres.

Mais, Messieurs, forcé d'abréger le plus possible, je ne vous parlerai des agents contagieux qu'au point de vue de la science pure et des applications pratiques les plus immédiates.

Parmi les maladies contagieuses de la peau, les unes sont spéciales au tégument et font partie des affections cutanées proprement dites : telles sont la gale, certaines formes d'acné, le favus, l'herpès tonsurant, les teignes décalvante et achromateuse, la mentagre et le pytiriasis versicolor.

DES AGENTS CONTA-GIEUX DES MALA-DIES DE LA PEAU.

Toutes ces maladies, (le fait est assez remarquable pour

4

être noté d'une manière spéciale), ont pour agents contagieux des parasites.

Dans la gale et dans l'acné le parasite est un insecte; dans les autres dermatoses contagieuses c'est un champignon microscopique.

D'autres maladies générales, mais se manifestant à la peau par des éruptions symptomatiques plus ou moins prédominantes, présentent aussi, à des degrés variés, le caractère contagieux. Celles-là, comme la rougeole, la scarlatine, la variole, la vaccine, la syphilis, la morve, la pustule maligne, le pian, le bouton d'Alep..., se transmettent par des virus.

Ainsi, les agents contagieux des maladies de la peau, tous sans exception, sont des parasites ou des virus.

Voici donc mon sujet nettement circonscrit : rechercher quelle est la nature et l'origine de ces deux classes d'agents contagieux ; les suivre dans leur transmission d'un organisme à un autre ; déterminer leurs conditions d'activité et leurs modes d'action sur l'économie ; en un mot, les comprendre dans la même étude générale et parallèle.

I.

NATURE, ORIGINE ET TRANSMISSION DES AGENTS CONTAGIEUX.

Maladies parasitiques.

Les maladies parasitiques de la peau ont probablement existé de toute antiquité. On les trouve mentionnées par les auteurs les plus anciens ; et, malgré l'obscurité de certains textes, on ne peut nier que Moïse, Hippocrate et divers médecins grecs et latins n'aient au moins décrit la teigne et la gale.

La nature parasitique de cette dernière maladie est elle-même connue depuis fort longtemps, malgré la date récente des conséquences pratiques qu'on en a tirées, et le nombre des dermatologistes qui la nient encore, ou ne l'admettent qu'avec réserve.

Déjà Avenzoar, au XIIᵉ siècle, avait observé l'acarus chez les galeux. Scaliger, Ambroise Paré, Laurenzio et plus tard Cestoni, ont aussi décrit la gale comme une maladie produite par un ciron.

Cestoni, surtout, traite au long de la contagion, persiflant l'opinion des classiques sur l'atrabile, l'acide mordant, le principe fermentescible, l'altération du sang qui avaient tour à tour passé pour les agents contagieux et les causes de la maladie.

Enfin, depuis cette époque, c'est-à-dire depuis la fin du XVIIᵉ siècle, tous les grands naturalistes, les observateurs les plus exacts en médecine, ont vu l'acarus, et regardé comme exclusivement locale cette maladie qui a été si longtemps le type des affections humorales constitutionnelles. On peut citer, entre autres, Morgagni, Linné, J. Hunter, de Geer et Wickmann.

Aussi, les travaux de nos contemporains n'ont-ils fait que reproduire des recherches déjà anciennes, que quelques-uns, toutefois, ont très-heureusement complétées.

Quant aux parasites végétaux, leur découverte est toute moderne.

C'est en 1837 que Rémak observa le premier que les favi étaient formés par l'agrégation de fibres de moisissure. Mais il se prononça contre leur nature végétale, et c'est à Schœnlein qu'il était réservé de les considérer comme étant des champignons.

Depuis lors, les micrographes se sont mis à l'étude. Les observations de Schœnlein, confirmées d'abord par Langenbeck, le furent ensuite par M. Gruby. Ce dernier décrivit, en outre, les filaments et les spores du champignon dont Schœnlein n'avait figuré que le mycélium.

Le même M. Gruby avait observé une production analogue dans la mentagre, dès 1842. Il en décrivit une autre, en 1843, dans la teigne tondante ; une autre, en 1844, dans la teigne décalvante ; c'est donc à lui que nous devons la plupart des découvertes cryptogamiques dont s'est enrichie, dans ces dernières années, la dermatologie.

Le champignon du pityriasis versicolor, le plus récemment décrit, a été observé pour la première fois en 1846, par Eichtedt.

Toutes ces observations ont été faites un grand nombre de fois. MM. Simon (de Berlin), Lebert, Ch. Robin, Bazin, Devergie, en un mot, des micrographes et des dermatologistes dont le nom fait autorité, ont pu les vérifier et les étendre ; moi-même j'ai eu maintes fois l'occasion d'en reconnaître la parfaite exactitude.

Il n'y a donc aucun doute à conserver sur l'existence des épiphytes cutanées, pas plus que sur celle des épizoaires.

Mais quel rôle jouent ces parasites, à l'égard des maladies où on les observe ? Sont-ils la cause ou bien le produit de la maladie ?

Ici nous nous trouvons en présence, non plus seulement d'une question de médecine, mais du problème le plus élevé de la biologie : la génération prétendue spontanée de certains êtres organisés.

Les épiphytes de la peau ne sont pas les seuls végétaux parasites du corps humain ; il en pousse sur les muqueuses presqu'en aussi grand nombre qu'à la surface cutanée.

D'un autre côté, quoique l'acarus soit l'insecte qui donne le plus sûrement lieu à une dermatose contagieuse, d'autres parasites animaux, différentes espèces de pédiculus ou de pulex, l'insecte de l'acné, décrit par M. Simon, habitent aussi la peau.

Enfin vingt-trois espèces d'êtres, moins haut placés dans l'échelle animale, affectant différents organes intérieurs, forment la longue série des entozoaires. Hé bien, de tout temps, ce sont les parasites qui ont fourni les meilleurs arguments aux partisans de la génération spontanée ; et ce serait presque ici le lieu d'examiner les faits controversés, si une pareille discussion ne devait m'entraîner beaucoup trop loin.

Qu'il me suffise de vous dire que les parasites cutanés sont aujourd'hui hors de cause : les insectes, surtout ; car vouloir réclamer pour eux la faculté de naître spontanément, ne serait-ce pas renouveler la fable d'Aristée et des abeilles ?

Les végétaux microscopiques eux-mêmes ont des germes dont l'existence est aussi incontestable que celle des œufs d'acarus. Leur génération n'a donc, non plus, rien d'équivoque. Et si, même après les observations d'Erhenberg, de Siebold, de Kuchenmeister et Leuckart, il restait encore quelques doutes sur l'ensemble de la question (doutes que pour ma part je ne partage pas), l'origine des entozoaires et de quelques infusoires pourrait seule les autoriser.

Mais si les parasites ont une existence indépendante; s'ils ne sont pas produits par un bourgeonnement de l'organisme, en résulte-t-il qu'ils multiplient également bien sur tous les individus? N'y a-t-il pas au contraire certaines modifications constitutionnelles éminemment favorables à la germination parasitique? Et, pour être plus précis, si on a pu citer quelques cas de gale, des exemples plus nombreux de maladie pédiculaire ou de favus ayant les apparences de la spontanéité, n'est-ce pas chez des malades doués d'une réceptivité exceptionnelle pour le parasite?

Quant au parasite lui-même, dans ces cas comme dans tous les autres, lui ou son germe, croyez-le bien, il venait du dehors.

Maladies virulentes. En est-il de même des autres agents contagieux, des virus? ont-ils, eux aussi, une existence individuelle, ou sont-ils des produits morbides?

Parmi les maladies cutanées virulentes, les unes ont été ou sont encore épidémiques; les autres sont endémiques; celles qu'on ne peut rattacher ni à l'endémie, ni à l'épidémie, sont transmises des animaux à l'homme.

Ce qu'il y a de bien remarquable dans les maladies éruptives épidémiques, c'est que toutes sont d'origine relativement moderne.

La variole, la plus ancienne de toutes, ne remonte pas

au-delà du VIe siècle. La rougeole date du XIe siècle. La scarlatine et la suette sont encore plus récentes; car la première n'a été mentionnée qu'au XVIe siècle et la seconde n'a apparu en France qu'au XVIIIe siècle, après, toutefois, avoir fait des apparitions un peu antérieures en Angleterre.

La syphilis elle-même, malgré l'incertitude qui règne encore sur son origine, ne paraît pas avoir existé de toute antiquité. Il résulte au contraire d'imposants témoignages qu'elle a probablement pris naissance et qu'elle s'est certainement propagée, à la manière des épidémies, vers la fin du XVe siècle.

Ces premières épidémies et celles que nous avons encore occasion d'observer, peuvent-elles s'expliquer par les influences météorologiques concomitantes? Et si ces influences seules ne les expliquaient pas, n'y aurait-il pas lieu d'admettre, ainsi que l'ont pensé quelques nosologistes, qu'il y a eu des semences morbides disséminées à des époques successives, en un mot des germes préexistants à la maladie?

Les virus auraient ainsi une existence indépendante comme les parasites. Intermédiaires entre la matière organique et les être organisés, ils auraient l'attribut le plus général de l'organisation, puisqu'ils naîtraient d'un germe.

Mais, ne vous hâtez pas de conclure. Ce n'est là qu'une hypothèse et je ne pense pas qu'elle puisse rendre compte de tous les faits observés.

Les maladies cutanées endémiques, par exemple, forment une classe nombreuse : le bouton d'Alep, endémique à Alep et dans plusieurs villes de Syrie ; le pian, endémique à la Jamaïque, à la Guadeloupe et à Cayenne ; la pellagre dans certaines contrées de l'Italie et de l'Espagne ; la plique en Pologne ; la lèpre qui sévit encore dans les régions équatoriales et tropicales, et d'autres sur lesquelles nous n'avons que des documents incomplets.

Parmi ces maladies, quelques-unes sont contagieuses et inoculables, comme le pian ; d'autres, comme le bouton d'Alep, donnent des résultats variables à l'inoculation ; d'autres enfin, comme la pellagre et la lèpre, ne sont ni contagieuses ni inoculables, mais seraient peut-être susceptibles de le devenir, ainsi que l'exemple de la lèpre, autrefois contagieuse, permet de le supposer.

Comment admettre que le climat, la localité, l'air, les eaux, les habitudes, soient étrangers au développement de ces maladies ? Peut-on considérer ici le virus autrement que comme un produit morbide, produit jusqu'à un certain point variable et accessoire ?

D'ailleurs, pourquoi l'organisme humain ne serait-il pas apte à créer de toutes pièces des principes contagieux ? les maladies virulentes ne sont-elles pas spontanées chez les animaux et le plus souvent indépendantes de toute circonstance épizootique ? l'organisme chez eux n'est-il pas une véritable officine de virus où l'homme, par un singulier contraste, est venu emprunter la vaccine, après en avoir reçu la rage, la pustule maligne, le charbon et la morve ?

Toutes ces difficultés prouvent bien qu'il n'en est pas de l'étude des virus comme de celle des parasites.

Les parasites sont du domaine de l'observation directe : quelques-uns peuvent être vus à l'œil nu ; d'autres à la loupe ; les autres au microscope.

Au contraire, les virus échappent à tous nos moyens d'analyse. Nous ne pouvons saisir que leur support, leur véhicule, des combinaisons organiques multiples dont nous sommes impuissants à les dégager.

Nous reconnaissons qu'ils peuvent exister à l'état volatil, parce que des faits nombreux prouvent que la contagion peut se faire à distance, par le seul intermédiaire de l'air. Nous admettons qu'à l'état volatil ils adhèrent plus particulièrement à certains corps que Fracastor appelait contumaces, parce que ce sont ces corps qui transmettent le plus souvent la maladie, tels que la laine, le coton, le duvet... Nous admettons aussi qu'ils diffèrent des miasmes, parce que les miasmes n'agissent qu'à l'état d'accumulation, et en raison de la quantité absorbée, comme les poisons et les venins, tandis qu'une particule de virus suffit au développement de la maladie. Leur présence dans le sang, dans les autres humeurs et même dans les solides, nous est révélée par la propriété contagieuse qu'il est quelquefois possible de surprendre dans l'organisme tout entier. Leur existence plus constante dans les pustules variolique, vaccinale, charbonneuse, dans le pus du chancre et des ulcérations de la morve, nous fait dire qu'ils ont une sorte d'affinité pour les exhalations séreuses et pour le globule purulent. Mais, encore une fois, ce n'est pas là de l'observation directe, anatomique ; nous ne connaissons les virus que par leurs effets, et l'épreuve expérimentale à laquelle nous les soumettons est elle-même une observation indirecte, physiologique.

Mais laissons de côté ces questions préliminaires pour entrer un peu plus avant dans le sujet.

Modes de transmission.

Au point de vue de la transmission, tous les agents contagieux se ressemblent en ceci, qu'ils n'agissent sur l'organisme et n'y développent un travail morbide qu'autant qu'il y a eu contact immédiat.

La contagion à distance n'est pas plus inexplicable que la fécondation de ces plantes monoïques auxquelles les vents ou les insectes colportent, à des distances souvent inconcevables, la poussière du pollen. Il n'y a pas plus d'aura contagieux qu'il n'y a d'aura séminalis.

Certains virus dont l'action directe nous échappe et les parasites végétaux dont le développement a pu quelquefois paraître spontané, ne font pas exception à la règle générale. Il y a même entre les particules volatilisables des virus et les sporules des champignons microscopiques des points de ressemblance qui font que la dissémination des unes peut nous aider à comprendre celle des autres.

Ces sporules, dont les plus grosses, un peu allongées, n'ont pas plus d'un centième de millimètre de longueur, dont les plus petites n'ont guère qu'un millième de millimètre, entraînées par les courants aériens, flottent dans l'atmosphère avec les nombreux corpuscules qu'on y découvre aux rayons du soleil; ou bien, facilement attirées par les corps plus volumineux, en raison de leur extrême ténuité, elles s'y déposent et les suivent dans leurs déplacements.

C'est ainsi que prennent naissance les éruptions dermophytiques dites spontanées. Les prétendues causes efficientes de la maladie ne font que prédisposer l'organisme et préparer pour ainsi dire le terrain à la sporule.

On doit comprendre de la même façon les faits beaucoup plus nombreux de communication de la maladie par une coiffure ou par un peigne ayant servi à un teigneux, par le rasoir d'un mentagreux, par les vêtements et tout ce qui a pu de près ou de loin se charger de sporophores ou de sporules.

Que les virus volatils, ceux de la rougeole, de la scarlatine, de la variole, se transmettent à distance, sans autre intermédiaire que l'air, cela est incontestable. Mais c'est en vain qu'on rechercherait des lois fixes dans le phénomène de leur dispersion. Il est même probable que si les contumaces ont pour eux une affinité particulière, c'est en vertu de la propriété qu'ils ont à haut degré de retenir toutes les particules pulvérulentes.

Même pour les virus, à l'état liquide ou solide, s'il n'y a pas transmission par l'intermédiaire de l'air, il ne faut pas croire que le contact se fasse toujours de malade à malade. La matière virulente, liquide ou sous forme de croûtes, ne s'en attache pas moins aux corps étrangers qui peuvent la transporter au loin, d'un individu à un autre.

N'a-t-on pas des exemples de syphilis transmise par une pipe, par un verre, par une cuiller souillée de virus? N'a-t-on pas vu des femmes, chez lesquelles du pus chancreux était comme en dépôt, transmettre la maladie sans la contracter elles-mêmes? A peu près comme ces insectes qui chargés d'un virus inoffensif pour eux, viennent inoculer à l'homme la pustule maligne.

Le parasite de la gale ne fait pas exception; il peut adhérer aux vêtements, aux hardes, et se transmettre ainsi d'une manière indirecte; mais, pour que la contagion ait lieu, il faut non seulement qu'il soit en rapport direct avec la peau, mais encore qu'il y prenne son domicile.

En un mot, si le contact ne se fait pas toujours de malade à malade, il est nécessaire, pour que la contagion s'opère, qu'il se fasse du malade au parasite ou au virus.

Et encore, le simple contact ne suffit-il pas; car nous allons voir que l'organisme et l'agent contagieux, le terrain et la graine, doivent se trouver dans des conditions individuelles et réciproques déterminées, sans lesquelles aucune réaction morbide ne saurait s'établir entre eux.

II.

CONDITIONS D'ACTIVITÉ DES AGENTS CONTAGIEUX.

Dépendantes de l'organisme.

Tout parasite a son milieu spécial hors duquel il ne se développe pas. C'est là une loi qui n'est pas sans exception, mais qui paraît surtout très-générale lorsque, envisageant le parasitisme dans son ensemble, on voit chaque règne, chaque espèce, et presque chaque organe avec ses parasites particuliers.

D'un autre côté, même dans le milieu qui lui est propre, le parasite ne se développe et surtout ne prospère qu'autant que ce milieu a subi de profondes modifications. Ici encore la loi peut présenter des exceptions, mais elle répond à la généralité des faits observés.

La peau humaine est le milieu exclusif de l'acarus scabiéi. Partout ailleurs l'insecte cesse de vivre. Transporté sur le chien, le chat, le rat, le lapin, il se cache, comme chez l'homme, sous l'épiderme, mais il meurt sans produire les éruptions qui caractérisent la gale.

On a bien cité des cas de gale transmise du cheval, du mouton et d'autres animaux à l'homme; mais ces faits sont loin d'être probants.

Les acarus beaucoup plus gros du cheval ou du mouton, transportés sur l'homme un grand nombre de fois, par M. Bourguignon, n'ont jamais donné lieu à aucune éruption. Quant à la gale du chien, qu'on dit avoir été si souvent transmise à l'homme, elle n'existe pas, au moins comme maladie parasitique.

Mais par cela même que la peau humaine est le véritable terrain, le sol en quelque sorte prédestiné de l'acarus, il n'est pas nécessaire qu'elle ait subi aucune modification pour que l'insecte y prospère.

Sans doute la malpropreté, la misère et peut-être le climat, favorisent sa multiplication, au point que certaines classes d'hommes et des populations tout entières sont de véritables fourmilières d'acarus; le jeune âge et quelques dispositions individuelles font varier la forme et le degré d'acuité ou de confluence des éruptions psoriques; les maladies aiguës intercurrentes condamnent momentanément le parasite à une vie incomplète, à une sorte d'hibernation qui cesse à la convalescence; mais l'influence du milieu est loin d'être aussi puissante ici que dans le parasitisme végétal.

Les épiphytes de la peau n'appartiennent pas d'une manière aussi exclusive au tégument de l'homme que l'acarus.

Le champignon de la teigne tondante se développe très-fréquemment chez les animaux, principalement dans les espèces bovine et chevaline. La maladie se transmet rapidement d'un animal à l'autre. Elle se transmet aussi de l'animal à l'homme; et, lorsqu'on examine au microscope, on reconnaît que des deux côtés c'est le même parasite qui se développe.

Le champignon du favus lui-même n'est pas exclusif à notre espèce; et si jusqu'à ce jour on n'a pas d'exemple de sa transmission de l'homme aux animaux, il a pu être inoculé avec succès à l'écorce d'un chêne, par M. Gruby, et à une pomme, par Rémak.

Les végétaux parasites peuvent donc, mieux que les animaux, vivre sur plusieurs espèces, et s'accommoder de différents milieux. Mais il faut, pour qu'ils y déploient toute leur puissance germinative, que ces milieux soient amendés et en quelque sorte spécialement préparés pour les recevoir.

En général, c'est sur les organismes morts, dans les matières animales en putréfaction qu'on observe les végétations cryptogamiques les plus luxuriantes ; sur les animaux vivants, c'est dans les parties où la vie a le moins d'activité, comme les écailles des poissons, les carapaces des crustacés, les élytres des insectes, les coquilles des mollusques.

Chez l'homme, c'est aussi dans les tissus où les mouvements vitaux ont le plus de lenteur que croissent les épiphytes : sur les épithéliums, l'épiderme, les poils ; et principalement lorsque ces tissus sont recouverts de matériaux organiques en voie de décomposition.

Il faut aussi, pour qu'ils prospèrent dans l'espèce humaine, qu'il y ait à un certain degré débilitation de l'organisme et altération des humeurs, par défaut d'alimentation suffisante, par un séjour prolongé dans des lieux humides, mal aérés, ou par d'autres causes constitutionnelles ou héréditaires.

Cela est surtout vrai pour le favus dont la ténacité est loin d'être la même lorsqu'il siége sur un individu prédisposé ou lorsqu'il survient dans de bonnes conditions de santé.

Rémak s'étant inoculé l'*achorion*, il survint le quatorzième jour une démangeaison, puis un godet qui fut enlevé et se reproduisit plusieurs fois pendant quelques semaines, mais qui tomba bientôt définitivement.

Dans tous les cas connus d'inoculation accidentelle sans prédisposition, chez des parents bien portants, par exemple, ayant gagné la maladie au contact de leurs enfants teigneux, la guérison a toujours été prompte et sans récidive.

Au contraire, chez les enfants affaiblis, lymphatiques, scrofuleux, la répullulation a quelquefois lieu avec une opiniâtreté que les traitements les plus méthodiques ne parviennent pas toujours à surmonter.

Même sous ce rapport, ne croyez pas qu'il soit impossible de trouver des analogies entre nos deux classes d'agents contagieux.

3

Les virus n'affectent pas indifféremment toutes les espèces ni tous les organismes; bien plus, on est parvenu, en
modifiant l'économie, à créer des immunités remarquables contre ceux qui paraissaient doués de la plus in-
domptable énergie.

Ainsi, l'homme a pour les virus une réceptivité beaucoup plus grande que les animaux. La plupart des virus
animaux, tous peut-être, sont susceptibles d'être transmis à l'homme. Ceux de l'homme, au contraire, n'ont aucune prise sur les autres espèces. La syphilis elle-même
ne semble pas donner lieu chez les animaux à des manifestations autres que l'ulcération chancreuse locale ; et
c'est l'ulcération chancreuse locale seule qu'ils transmettent à leur tour, au moins, si on en juge par les résultats
de l'inoculation que s'est pratiquée à lui-même, avec un
rare dévoûment, notre savant collègue et ami, M. Diday.

Chez l'homme, certains âges créent une prédisposition
spéciale. Cette prédisposition est incontestable pour la
rougeole; incontestable aussi, quoique moins marquée ,
pour la scarlatine et la variole.

Enfin, sans parler de la modification bien connue im-
primée par la vaccine à l'organisme, et qui rend celui-ci
réfractaire à la variole, les inoculations multipliées du pus
chancreux ne produisent-elles pas une immunité momen-
tanée, peut-être, mais réelle, contre de nouvelles inoculations ?

Mais le caractère le plus saillant des maladies virulentes, au point de vue qui nous occupe, c'est qu'elles
n'affectent qu'une seule fois le même individu. Cela est

vrai non seulement pour la rougeole , la scarlatine, la variole , mais encore pour le pian, le bouton d'Alep et la syphilis constitutionnelle.

Cette stérilité du terrain après une première germination de la graine (expression figurée qui ne rend peut-être pas exactement ma pensée) ; cette unicité des maladies virulentes est assez générale pour qu'on puisse compter les cas de double infection.

Toutes ces considérations nous montrent que si , pour combattre les maladies contagieuses , on peut diriger des moyens directs sur l'agent contagieux , comme nous allons le voir , on peut aussi agir avec efficacité sur l'organisme lui-même.

Pour que la contagion s'opère , même avec les prédispositions et en l'absence de toutes les causes d'immunité dont il vient d'être question, il faut que l'agent contagieux soit vivant, si c'est un parasite, et que , parasite ou virus, il ait été à l'abri de certaines modifications susceptibles d'anéantir son activité.

L'acarus peut seul transmettre la gale. Les inoculations des vésicules et des pustules psoriques ont toujours été sans résultat. Bien plus , M. Bourguignon a trituré des acarus, supposant qu'ils pouvaient contenir un principe contagieux , et le produit de cette trituration inoculé a été sans effet.

Un acarus mâle , ou même un grand nombre de mâles ne peuvent donner lieu qu'à une fausse gale. L'insecte ne pouvant se reproduire doit fatalement mourir au bout d'un temps variable , ce qui met naturellement fin à la maladie.

Des femelles non fécondées seules ne produisent également qu'une fausse gale.

La maladie ne peut se développer complètement qu'au contact de la peau avec des œufs d'acarus , des femelles fécondées ou des couples.

Il y a pour le médecin un intérêt immédiat à apprendre quelles circonstances ou quels agents peuvent détruire le mieux tous ces individus, mâles, femelles, larves et œufs; car c'est le moyen d'arriver au traitement rationnel de l'éruption dont ils sont la cause.

Vous savez déjà que partout ailleurs que sur la peau l'acarus meurt d'inanition au bout de peu de jours. Même sur la peau il ne peut vivre qu'à une température de 25 à 35 degrés. A 10 degrés il meurt. A la température ordinaire, c'est-à-dire pendant le jour, hors du lit, il est déjà comme engourdi et se blottit sous l'épiderme.

Il vit 10 à 12 heures dans l'axonge , 4 à 6 heures dans l'eau ; mais il meurt en quelques secondes dans le chloroforme, qui malheureusement n'a pas d'action sur ses œufs. Une foule de substances le tuent en quelques minutes, et c'est parmi elles qu'on a l'habitude de choisir les principes actifs des pommades ou des lotions anti-psoriques : les solutions de sulfure de potasse, d'iodure de soufre, d'iodure de potassium ; les alcoolats de staphy-saigre ou de camphre, l'essence de thérébentine, l'huile de Cade , etc.

Quant aux végétaux parasites , il ne se reproduisent pas

par le concours des sexes. Les sporules sont les corps re-producteurs, et se propagent par gemmation.

Il suffit donc qu'une ou plusieurs sporules se déposent sur la peau, dans de bonnes conditions, pour que la con-tagion ait lieu.

On ignore combien de temps ces sporules peuvent vivre hors du milieu favorable à leur germination ; mais tout porte à croire qu'elles sont douées de cette grande persis-tance vitale qui distingue les semences des végétaux ; et s'il est vrai qu'un grain de blé trouvé dans les langes d'une momie égyptienne ait pu germer encore après plusieurs milliers d'années, vous pouvez vous faire une idée de leur longévité.

Toutefois, un grand nombre de substances ont le pouvoir de les désorganiser : la plupart des acides; les sels de cuivre; ceux de mercure; diverses préparations antimoniales, etc.

Les virus, il est vrai, ne sont pas organisés comme les parasites ; mais ils n'en ont pas moins des propriétés spé-ciales, et si pour agir il n'est pas nécessaire qu'ils soient vivants, dans l'acception littérale du mot, il faut qu'eux aussi n'aient subi aucune modification importante dans leur état moléculaire ou dynamique.

On peut les conserver longtemps sans qu'ils cessent d'être inoculables, beaucoup moins que les spores végé-tales, mais peut-être plus que les œufs d'acarus et surtout plus que l'acarus lui-même.

Des croûtes varioliques gardées à l'abri du contact de l'air avaient encore après trois ans toute leur propriété contagieuse.

Le vaccin est encore inoculable au bout de plusieurs mois et même de plusieurs années. Des croûtes de 1813, enduites d'un vernis, ont pu être inoculées avec succès en 1824.

Le virus syphilitique peut aussi être conservé, mais on ne sait pas s'il pourrait l'être autant que le vaccin : d'ailleurs on y est moins intéressé.

Le mélange des virus avec l'eau ne modifie pas leur activité. Lorsqu'ils sont trop étendus, ils n'agissent pas ; lorsqu'ils le sont à un degré modéré, leur action est la même qu'à l'état de condensation.

Mais les substances chimiques ont sur eux une action désorganisatrice incontestable ; entre autres sur le virus syphilitique contre lequel on les a surtout dirigées.

Le pus chancreux mélangé à un alcali ou à un acide un peu concentré, ne donne aucun résultat à l'inoculation. Les acides sulfurique, nitrique, chlorhydrique, acétique, les chlorures, les caustiques alcalins, l'alcool, la décoction concentrée de tan, ont sur lui la même action neutralisante.

Quant aux modifications qu'on a cherché à imprimer à certains virus en les mélangeant avec du lait ou d'autres substances qui auraient pour effet de changer leur mode d'activité sans le détruire, je doute qu'elles soient aussi réelles que l'ont pensé quelques expérimentateurs.

La molécule virulente a un principe d'action que vous détruirez avec un caustique en la désorganisant, ou même avec un liquide inerte en le désagrégeant ; mais elle a , comme les germes, une individualité propre qu'une combinaison chimique ne saurait métamorphoser.

Il me paraît aussi difficile de changer le type des maladies virulentes, en agissant sur le virus, que de changer celui du champignon ou de l'insecte, en agissant sur la sporule ou sur l'œuf.

Mais, que l'organisme réunisse toutes les conditions exposées plus haut ; que d'autre part l'agent contagieux conserve son intégrité ; que tous deux se trouvent en présence, et que le contact ait lieu, croyez-vous que la contagion soit dès lors fatale, inévitable ? non.

Il faut encore — et ce n'est pas le chirurgien de l'Antiquaille, dont la main est si souvent exposée, que cela intéresse le moins — il faut que le contact lui-même se fasse suivant un mode déterminé.

Parmi les virus que nous étudions, un certain nombre ne peuvent être inoculés sans que l'épiderme ait été enlevé. Je ne parle pas du bouton d'Alep, du pian, de la pustule maligne et de la morve, qui sont probablement dans ce cas, mais que nous connaissons trop peu pour rien affirmer. Mais le virus vaccin et le virus syphilitique, l'un et l'autre également, ne sont inoculables que sous l'épiderme.

L'épithélium des muqueuses voisines de la peau, celui du prépuce, du gland, de la bouche, de l'anus, est même pour ce dernier une barrière infranchissable. Toutefois, il serait hasardé de prétendre que celui des muqueuses de l'urètre et de l'œil, beaucoup plus ténu, ne permettrait l'inoculation qu'à travers une éraillure.

Les virus volatils peuvent s'introduire par tant de voies, qu'il est difficile de savoir s'ils pourraient affecter la peau non dépouillée de son épiderme. S'il en était ainsi, l'extrême divisibilité de ces virus, qui explique leur volatilisation, serait bien de nature à rendre aussi raison de leur absorption à travers les couches épidermiques.

Quant aux parasites, c'est sur la peau munie de son épiderme, et même du produit longuement accumulé de toutes les sécrétions cutanées, qu'ils agissent le mieux. C'est que l'épiderme et les poils sont leur milieu de prédilection, et que les insérer ailleurs, c'est les dépayser et par conséquent les placer dans des conditions défavorables.

Le muco-pus blennorrhagique s'inocule aussi, comme les parasites, par le simple contact. Inséré sous l'épiderme cutané ou sous l'épithélium des muqueuses, il reste sans effet; c'est en le déposant avec une sonde sur l'urètre, comme l'a fait B. Bell, ou en le promenant à la surface de l'œil avec un pinceau, comme le pratiquent MM. Van Roosbroeck et Warlomont pour guérir le pannus, qu'on donne le plus sûrement lieu à l'urètrite ou à la conjonctivite blennorrhagique.

Il ne faudrait donc pas croire que la contagion soit, comme l'absorption, d'autant plus sûre dans ses résultats que l'agent est déposé plus profondément sous l'épiderme, dans le derme, ou dans le tissu cellulaire sous-cutané. Et, tout en accordant volontiers qu'il n'y a aucune différence essentielle entre la contagion naturelle et celle qu'on peut produire artificiellement, avouons que la première a des modes variés et que ce serait une prétention illusoire que de vouloir les imiter tous avec la lancette.

Une fois la contagion opérée, il se produit entre l'agent contagieux et l'organisme des effets locaux et généraux dont l'ensemble constitue la maladie elle-même dans ses manifestations phénoménales.

Ces effets, dont les uns résultent surtout de l'action de l'agent contagieux, et les autres de la réaction de l'organisme, ne sauraient être complètement isolés les uns des autres.

C'est cependant de ceux qu'on peut plus particulièrement attribuer à l'agent contagieux que je dois vous entretenir.

III.

Les parasites cutanés n'ont sur l'organisme qu'une action exclusivement locale, et le phénomène le plus remarquable qui signale leur présence sur le tégument, c'est leur multiplication.

ACTION DES AGENTS CONTAGIEUX SUR L'ORGANISME.

—

Action des parasites.

Le premier soin de l'acarus en arrivant sur la peau est de se creuser un ou plusieurs sillons. Ces sillons sont comme le terrier où il se blottit pendant le jour ; c'est aussi le nid où la femelle vient déposer ses œufs.

Les œufs éclosent après dix jours d'incubation. Le onzième jour, il en sort une larve.

Une femelle, observée par M. Bourguignon, avait, en quinze jours, pondu dix œufs et produit une larve. La larve elle-même, au bout de douze jours, avait pondu quatre œufs.

Ainsi, en supposant la gale transmise par un seul acarus, quinze jours suffisent pour former une génération d'une dizaine d'insectes ; en la supposant transmise par deux, trois ou quatre acarus, cette première génération pourrait déjà s'élever au nombre de vingt, trente ou quarante individus.

Mais attendez quinze jours encore, c'est-à-dire un mois à partir de la contagion, et vous aurez une seconde génération dix fois plus nombreuse que la première. C'est alors que la maladie est véritablement à sa période d'état.

L'acarus creuse son sillon peu à peu. C'est seulement au bout de huit ou quinze jours qu'il est possible de distinguer celui-ci à l'œil nu. De ses deux extrémités, l'une forme une embrasure irrégulière ; l'autre est bombée et forme un cul-de-sac où l'on trouve toujours l'insecte et ses œufs.

Les sillons varient suivant l'âge et le sexe de l'acarus qui les habite. La larve en fait un petit, qu'elle abandonne dès qu'elle est devenue insecte parfait. Le mâle, qui change souvent de demeure et qui va d'un sillon à l'autre se repaître ou s'accoupler, ne se fait sous l'épiderme qu'un abri momentané. La femelle non fécondée n'a elle-même qu'une galerie incomplète. C'est au moment de la ponte seulement qu'elle creuse ces souterrains tortueux de plusieurs centimètres de long.

Les sillons n'occupent pas indifféremment toutes les régions. Sur cent, il y en a bien soixante-dix aux mains et trente seulement aux pieds , aux parties génitales , aux aisselles et sur le tronc.

Voilà ce qui est incontestablement produit par l'insecte; c'est son œuvre ; c'est la part que personne ne lui refuse dans l'éruption psorique.

Les démangeaisons que le malade éprouve à la chaleur du lit doivent être aussi attribuées en grande partie aux périgrinations de l'insecte et à son travail souterrain.

Mais , même à la première période de la maladie , il se développe déjà des papules et des vésicules qui sont probablement un effet de la réaction de l'organisme contre les irritations incessantes de l'acarus.

A la seconde période , et à un degré variable suivant les individus , il survient aussi des pustules , des bulles, etc. ,. qui tiennent à la même cause. Il serait , en effet , peu lo-gique d'attribuer ces éruptions à un venin que l'insecte inoculerait, alors que des acarus broyés ont pu être inoculés sans résultat.

Mais ne peut-on pas concevoir qu'après plusieurs générations d'insectes , déposés du reste sur un terrain favorable , ceux-ci deviennent assez nombreux , assez confluents pour former , comme les végétaux cutanés , des croûtes parasitiques? M. Boeck (de Christiania) a rapporté dernièrement un fait favorable à cette manière de voir. Des croûtes recueillies par lui sur une jeune malade et examinées au microscope étaient formées presqu'en entier de débris d'acarus.

C'est surtout dans les éruptions dermophytiques que la multiplication du parasite est le phénomène prédominant.

Les champignons de la peau se composent de parties végétatives et d'organes reproducteurs. La partie végétative, c'est le mycelium formé de filaments et de tubes diversement entrecroisés. Les organes reproducteurs sont les sporules libres ou contenues dans des tubes appelés sporophores.

Ces parasites affectent surtout les poils. Dans l'herpès tonsurant, c'est le poil qui est le premier envahi par la maladie. Il en est de même dans la mentagre et dans les teignes décalvante et achromateuse. Dans le pityriasis versicolor, c'est l'épiderme. Enfin dans le favus, le champignon parait affecter d'abord l'intérieur des follicules pileux et s'étendre de là au poil, et surtout aux couches épidermiques qui l'entourent à sa sortie du follicule.

Quoi qu'il en soit, une première question se présente naturellement à l'esprit : comment les sporules cryptogamiques peuvent-elles s'introduire dans le follicule pileux et dans la substance même du poil? On ne peut pas expliquer ce phénomène par le mécanisme de l'absorption. Les poussières ne sont pas absorbées. Mais voici ce qui a lieu : les sporules, plus dures que l'épiderme, plus dures que le poil lui-même, agissent sur ces tissus par compression ; le tissu comprimé disparait devant elles, et c'est à la faveur de cette résorption interstitielle que la pénétration s'opère.

Qu'une fois, parvenue dans le sol où elle doit germer, la sporule se développe, bourgeonne, donne naissance à de nouvelles sporules ou à des filaments, les tissus seront encore écartés, comprimés, et leurs éléments disparaîtront peu à peu devant le champignon.

Dans l'herpès tonsurant, par exemple, le parasite commence à germer dans la racine du poil. Bientôt il s'étend de la racine vers la tige. Il envahit celle-ci progressivement dans tous les sens; et, lorsque au dernier degré de la maladie on examine le cheveu, presque toujours rompu à deux ou trois centimètres au-dessus du derme, on voit manifestement qne les deux substances ne sont plus distinctes, et qu'il ne reste que quelques fibres longitudinales dissociées, écartées, et dont les intervalles sont remplis par le champignon.

Dans le favus on observe aussi une altération des poils qui a beaucoup d'analogie avec celle-ci ; mais c'est principalement autour du collet du cheveu, dans les couohes épidermiques adjacentes, que la matière faveuse, à qui le cheveu forme comme un ombilic, s'accumule et s'élève circulairement avec ses godets plus ou moins réguliers. Là aussi le végétal a sur le derme la même action destructive ; car au-dessous du godet faveux, la peau est toujours déprimée, et, après la guérison, les parties blanches du cuir chevelu ne sont autre chose que des cicatrices remplaçant les bulbes pileux, et quelquefois une portion du derme qui ont disparu devant le parasite.

Ainsi, pénétrer dans les tissus, en dissocier les éléments, déterminer l'atrophie et la destruction de ceux-ci, s'étaler en couches minces à leur surface ou former des croûtes souvent remarquables par leur régularité, et tout cela, par le seul fait de sa germination : voilà l'œuvre du parasite vegétal.

Mais à quoi faut-il rapporter d'autres altérations qui

tiennent, elles aussi, une grande place dans l'évolution de certaines dermatoses parasitiques, telles que l'éruption vésiculeuse qui accompagne quelquefois ta teigne tondante et l'éruption pustulo-tuberculeuse de la mentagre ?

Faut-il les considérer comme un mode spécial de réaction de l'organisme, qui se traduirait par des vésicules herpétiques, en présence du *trichophyton*, et par une poussée pustulo-tuberculeuse, en présence du *microsporon ?* En un mot, ces éruptions sont-elles consécutives au parasite ?

S'il n'y avait pas un herpès circiné dépourvu de tout champignon, des mentagres non dermophytiques ; et, (pour réunir ici toutes les éruptious pouvant donner lieu auxmêmes difficultés d'interprétation) si, en même temps qu'il existe certaines formes encore peu connues d'acné parasitique, il n'existait pas aussi des acnés sans insectes ; il serait bien naturel de considérer l'insecte ou le végétal comme la cause, et l'éruption comme un effet consécutif. Mais en présence de ces faits et jusqu'à ce que nous connaissions mieux les premières apparitions du parasite dans ces affections, on n'est pas autorisé à nier que celui-ci ne puisse se greffer sur un herpès circiné simple , sur une mentagre ou un acné primitifs, maladies d'abord non contagieuses , mais qui le deviendraient en recevant le parasite.

Action des virus. Quant aux virus , il y en a bien peu qui n'aient sur l'organisme qu'une action exclusivement locale. Mais, quelle que soit cette action, qu'elle s'exerce sur place ou qu'elle ait l'organisme tout entier pour théâtre, elle n'en est pas moins essentiellement caractérisée par la multiplication du virus.

Qu'un médicament ou un poison ait été administré, il passera dans la circulation et, soit dans les organes, soit dans les produits excrétés, tout au plus pourra-t-on retrouver la dose qui aura été ingérée. En un mot, si l'élimination peut être équivalente, elle ne saurait jamais être supérieure à l'absorption. Ce qui est vrai pour les substances minérales, l'est aussi pour les substances végétales les plus actives et pour les venins les plus meurtriers.

Voyez, au contraire, la gouttelette inoculée qui donne lieu à la pustule, puis à l'ulcération spécifique ; elle produit un chancre dont la sécretion est virulente pendant plusieurs jours. Cette molécule de virus a donc suffi pour produire des milliers de molécules semblables, dont chacune est susceptible de faire naître, comme la première, une pustule et une ulcération.

Que dis-je? la virulence du chancre peut persister pendant des années, et cette suppuration de tous les jours qui, rassemblée, formerait des masses énormes, a contenu dans ses plus infiniment petites particules autant de virus qu'il en a fallu pour la produire toute entière.

C'est ce qui a lieu encore, et à un bien plus haut degré, quand le virus, comme dans la morve, par exemple, a une action générale. Alors toute l'économie est comme envahie par la virulence; c'est une outre pleine qu'il suffit de piquer sur un point pour qu'il en jaillisse cent fois plus d'humeurs contagieuses qu'il n'en faudrait pour infecter un autre ororganisme.

Sous ce rapport encore, il y a donc des analogies incontestables entre les virus et les parasites.

Je sais bien que la multiplication des virus peut s'expliquer autrement que par une sorte de germination de leurs molécules. Je sais bien que, dans ce phénomène, Hunter assignait à l'organisme un rôle plus actif, et que pour lui, l'unique effet du pus contagieux était de développer sur le point contaminé une inflammation spécifique, la partie spécifiquement enflammée se transformant dès-lors en organe de sécrétion virulente ; mais, quoi qu'il en soit de l'interprétation, le phénomène n'en a pas moins une importance capitale, et celui qui n'en tiendrait pas compte, n'assignerait pas aux virus leur véritable place parmi les causes morbides.

Au nombre des agents contagieux dont l'action est exclusivement locale, mettons d'abord celui de la blennorrhagie, qui agit sur des surfaces assez voisines de la peau pour qu'il me soit permis de le mentionner ici.

Essentiellement distinct du virus chancreux, assimilable au contagium des blennophtalmies, et, pour mieux dire, de tous les catarrhes purulents des muqueuses, il ne produit jamais l'infection générale. Toutes les complications de la blennorrhagie : l'épididymite, la cystite, le bubon, l'arthrite elle-même ne sont que les résultats de l'extension progressive de la maladie, ou des effets sympathiques.

Il faut placer dans la même catégorie certaines pustules vaccinales qui n'ont pas d'effet général, préservatif : c'est la fausse vaccine, celle qu'on observe dans quelques cas de revaccination, ou celle qui, inoculée à des sujets non encore vaccinés, n'empêche pas le développement ultérieur de la vaccine légitime.

Mais une famille nombreuse d'affections virulentes locales est celle des ulcères vénériens dont le virus ne pénètre jamais au-delà des ganglions les plus voisins, et qui, s'ils ont une action générale sur l'économie, ne la traduisent par aucune manifestation appréciable.

Ces chancres locaux non infectants, ces chancroïdes, pour me servir de la dénomination nouvelle, sont bien différents du chancre infectant, le plus souvent induré, en un mot, de l'ulcère syphilitique légitime ; et c'est un des plus beaux titres scientifiques de M. Ricord, que d'en avoir fait la distinction.

Il parait même, d'après les observations récentes de M. Bassereau, confirmées par celles de M. Clerc, et celles moins nombreuses que j'ai pu moi-même recueillir, que le chancre local provient toujours d'un chancre local, et que le chancre infectant seul peut donner naissance au chancre infectant.

Ou, pour mieux dire, en confrontant les malades, on trouve toujours, chez celui qui a transmis la maladie, un ulcère vénérien de même espèce que chez celui à qui la maladie a été transmise.

Evidemment de pareils faits ne peuvent s'expliquer que de deux manières : ou bien le virus qui produit le chancroïde, la fausse syphilis, est simplement dégénéré, ou modifié par une première infection, comme la fausse vaccine ; ou bien il est complètement distinct de celui qui produit le chancre légitime et la vérole constitutionnelle. C'est-à-dire que, même abstraction faite du contagium de la blennorrhagie, voilà de nouveau contestée l'unité du virus syphilitique.

Mais, remarquez-le bien, la question ne s'agite pas dans le vide : elle est déjà riche en documents cliniques et même historiques ; et il ne s'agit pas ici d'une hypothèse gratuite, comme celle de Carmichaël, mais d'une doctrine établie sur des observations nombreuses, auxquelles on n'a encore opposé aucun fait contradictoire.

Toutefois, si quelques virus ont une action exclusivement locale sur l'économie, la plupart ont en même temps, et surtout, une action générale.

Que les virus puissent se généraliser, cela résulte non seulement de l'étude clinique des effets qu'ils produisent, mais encore des résultats fournis par l'inoculation. Le sang des malades affectés de rougeole, de scarlatine, de variole, est inoculable. Home, Spéranza, Monro, Stoll, les inoculateurs de la variole, au siècle dernier, nous en ont laissé la preuve expérimentale. D'ailleurs, toutes ces maladies sont transmissibles de la mère au fœtus, ou même au fœtus seul par l'intermédiaire de la mère, c'est-à-dire par l'intermédiaire du sang.

Les virus de la morve et du charbon ne sont-ils pas, eux surtout, inoculables avec le sang? et si le sang est contagieux dans ces maladies, n'a-t-on pas lieu de supposer que toutes les humeurs et même les solides sont susceptibles de l'être à des degrés variés.

Mais, en opposition à ces virus partout présents, il en est d'autres qui tout en ayant une action générale incontestable sur l'économie, se confinent cependant sur certains points, dans certaines humeurs déterminées. Tel est entr'autres le vaccin qui n'existe que dans l'humeur vaccinale, habituellement du quatrième au huitième jour de l'inoculation.

C'est même pour le physiologiste un spectacle bien digne d'intérêt que l'évolution de ce virus, déposé sous. l'épiderme, modifiant toute l'économie; puis se multipliant dans la piqûre, mais concentré sur ce point, et isolé de tout le reste de l'organisme.

Voyez-le surtout avec une rougeole, une scarlatine, une variole ou une syphilis constitutionnelle intercurrentes; rien n'est changé dans ses propriétés; et, recueilli dans ces conditions, comme l'a fait souvent M. Taupin, il transmettra la vaccine, la vaccine seule, alors qu'à ses côtés, dans le sang, circule un autre virus, véritable atmosphère qui l'entoure et dont il reste isolé.

On a d'autres exemples de virus deux à deux dans l'économie, chacun accomplissant son évolution régulière, séparément et sans confusion; mais je n'en connais pas. d'aussi saisissant.

A laquelle de ces deux catégories appartient le virus syphilitique proprement dit, celui de la vérole constitutionnelle?

Est-ce un virus confiné dans le pus chancreux comme le vaccin dans la pustule vaccinale, imprimant, il est vrai, comme ce dernier, une modification générale à l'organisme; ou bien, comme celui de la rougeole, de la scarlatine, de la variole, de la morve, existe-t-il dans les éruptions syphilitiques consécutives et circule-t-il avec le sang à l'état d'agent contagieux?

On a voulu juger cette question par l'inoculation; mais.

l'inoculation est insuffisante pratiquée du malade au malade. Hunter et Ricord n'ont obtenu et ne devaient obtenir que des résultats négatifs. Pratiquée dans d'autres conditions par Wallace, Waller, Bouley et Vidal, elle a donné lieu à des éruptions syphilitiques constitutionnelles, sur l'origine desquelles on peut bien émettre quelques doutes, mais qui ont été reproduites trop souvent pour ne pas faire une impression profonde sur les esprits non prévenus.

D'ailleurs l'observation clinique a déjà répondu. Et, en présence des cas répétés de syphilis transmise de la mère au fœtus, et même du nouveau-né à la nourrice, comment nier qu'il n'y ait, à un certain degré, infection du sang chez les syphilitiques : infection ayant lieu par le virus lui-même, encore à l'état d'agent contagieux, puisqu'il transmet la maladie d'un organisme à un autre, et que la maladie transmise est inoculable ?

Parlerai-je plus au long de l'action des virus ? Dirai-je quel est leur mode d'introduction dans l'économie, mode bien différent de la pénétration des parasites, sans être toutefois complètement assimilable à l'absorption ? Décrirai-je leur temps d'incubation, et tous les phénomènes généraux auxquels ils donnent lieu, que l'évolution de la maladie soit rapide, comme dans les fièvres éruptives, ou plus lente, comme dans la morve, ou pour ainsi dire chronique, comme dans la syphilis ?

Ce ne serait plus vous parler des agents contagieux, mais entrer dans une foule de questions étrangères à mon sujet.

Cependant, je n'abandonnerai pas cette étude de l'action des parasites et des virus sur l'organisme sans vous faire remarquer les conséquences pratiques les plus générales qui en découlent.

Si les parasites n'ont sur le tégument qu'une action exclusivement locale ; si on peut si aisément les détruire avec une foule de substances inoffensives pour la peau ; les maladies qu'ils engendrent ne doivent-elles pas céder, comme par enchantement, à une médication topique bien administrée ?

C'est ce qui a lieu pour la gale, que vous ferez disparaître, pour ainsi dire instantanément, lorsqu'elle sera exempte de complication. Mais vous devrez faire des frictions générales, afin d'atteindre le parasite partout où il est disséminé, et les pratiquer avec assez de rudesse pour agir directement sur lui, en déchirant les sillons.

La gale guérie en quelques heures ! Connaissez-vous un effet plus naturellement lié à sa cause ? Et n'est-ce pas une preuve éclatante de la sûreté des indications que peut fournir à la thérapeutique la connaissance exacte de la nature des maladies ?

Les parasites végétaux résistent davantage. C'est qu'il est difficile de les atteindre au fond des follicules pileux, et que l'épilation préalable de toutes les surfaces malades est nécessaire pour que les lotions parasiticides ne manquent pas leur but. En outre, ces maladies sont plus souvent que la gale liées à un état général qu'il importe de modifier.

Mais les virus, ces ferments morbides, dont un si grand nombre de substances détruisent les propriétés contagieuses, hors de l'économie, dans le verre à expérience, avant l'inoculation ; est-il donc impossible de les neutraliser une fois qu'ils sont inoculés ?

Ceux dont l'action est exclusivement locale, le traitement local suffit toujours pour les dompter.

Le chancre non infectant, par exemple, ne résiste jamais aux topiques, même en l'absence de toute médication spécifique intérieure.

Bien plus, tant que la pustule d'inoculation n'est pas arrivée au cinquième jour, les expériences de M. Ricord en font foi, une cautérisation profonde manque rarement de la faire avorter.

Avant le cinquième jour, au quatrième, au troisième, au second, au premier surtout, le traitement abortif offre de moins en moins de difficultés.

Enfin, lorsque l'inoculation ne date que de quelques instants, un liquide non caustique, tel que celui de M Langlebert, ou celui dont vient de vous parler mon prédécesseur, suffit déjà pour neutraliser le virus.

Mais quand vous aurez affaire à un virus absorbable, diffusible, ne comptez pas autant sur ces moyens. On n'empêche pas l'effet préservatif de la vaccine en cautérisant les pustules dès le début de leur apparition ; on n'empêcherait probablement pas l'absorption syphilitique par une cautérisation même hâtive du chancre infectant.

La maladie est générale ; c'est par des moyens généraux qu'il faut la combattre. Heureux lorsqu'à la spécificité du mal le médecin peut, comme dans la syphilis, opposer la spécificité du remède.

On peut aussi, allant à la recherche du mal jusque dans sa source, diriger contre lui des moyens prophylactiques.

Même dans les maladies virulentes qui se développent spontanément et qui se transmettent à distance par des germes volatils, si l'on ne peut guère songer à emprisonner le virus par des mesures sanitaires, il n'est pas impossible de le neutraliser par une modification préservatrice de l'économie.

Mais, supprimez par la pensée ces deux caractères de certaines maladies virulentes, le développement spontané et la transmission à distance; ramenez-les aux conditions où se trouve actuellement la syphilis. Le germe cesse d'être incoercible; il devient un élément circonscrit, saisissable, et partout destructible.

C'est pour cela, n'en doutez pas, que l'étude expérimentale des virus a tour à tour attiré tant d'esprits d'élite.

Surtout quand ces virus, comme celui de la syphilis, sont à la fois les agents de transmission, la cause unique et toute la raison d'être de la maladie; et qu'on voit ces miniatures de fléaux tenir sur la pointe d'une lancette; comment ne pas concevoir la légitime espérance, non seulement de les neutraliser, comme la variole l'a été par le cow-pox, mais encore de les anéantir directement?

Je voudrais, Messieurs, que le temps m'eût permis d'entrer dans de plus longs développements, mais je crois vous en avoir assez dit pour vous montrer que cette étude des agents contagieux, toute spéculative qu'elle puisse paraître au premier abord, n'en est pas moins du domaine de l'observation exacte, en même temps qu'elle est des plus fécondes en résultats pratiques.

C'est ce qui m'a décidé à en faire le sujet de ce discours inaugural. C'est aussi, je l'avoue, parce qu'elle me permettait, mieux que toute autre, de vous faire connaître la méthode que je suivrai dans mon exercice à l'Antiquaille, et l'esprit général qui me dirigera, laissant les systèmes pour ce qu'ils valent et ne procédant que par des faits.

FIN.

www.ingramcontent.com/pod-product-compliance
Ingram Content Group UK Ltd.
Pitfield, Milton Keynes, MK11 3LW, UK
UKHW022343120726
13694UKWH00004B/1655